Dᵣ PAULIN-MÉRY

LA
TUBERCULOSE

Et son Traitement rationnel

CINQIÈME ÉDITION

PRIX : 1 Franc

PARIS

CH. CARON, ÉDITEUR

3, RUE PERRONET, 3

1900

Les premières éditions de cette brochure ont été enlevées avec une rapidité que nous ne cherchons pas à expliquer par une autre cause que par l'intérêt si considérable du sujet. Mais le succès a valu à l'auteur des lettres et des demandes de renseignements si nombreuses qu'il n'a pu y répondre ou bien y faire répondre aussi rapidement qu'il l'aurait désiré. Pour éviter ces retards et tous ces ennuis, la note suivante est ajoutée aux éditions nouvelles :

La Méthode du Dr PAULIN-MÉRY pour le traitement des affections pulmonaires et en particulier de la tuberculose est appliquée, dans son intégralité, à la Clinique du Dr VACHER, 19, rue Guénégaud, Paris. Le Dr PAULIN-MÉRY a accepté de surveiller cette application. Les consultations ont lieu, tous les matins, de huit à onze heures ou en dehors de ces heures, sur entente et rendez-vous. Les traitements se font aux heures choisies par les malades.

La Clinique du Dr VACHER est pourvue d'une installation complète pour tout ce qui touche les inhalations, l'électricité, la radiographie et la radioscopie.

Tous les malades sont examinés à l'aide des Rayons X.

Tous renseignements supplémentaires sont donnés à la Clinique, 19, rue Guénégaud.

L'ÉDITEUR

Dʳ PAULIN-MÉRY

LA TUBERCULOSE

Et son Traitement rationnel

CINQUIÈME ÉDITION

PRIX : 1 Franc

PARIS

CH. CARON, Éditeur

3, RUE PERRONET, 3

1900

LA TUBERCULOSE

et son Traitement rationnel

I. — HYGIÈNE ET NUTRITION

Je n'ai d'autre prétention, en livrant au public les quelques observations qui suivent, que de faire connaître une méthode de traitement qui m'a paru donner des résultats supérieurs à ceux généralement obtenus dans la tuberculose et toutes les affections de déchéance. J'exposerai cette méthode dans son intégralité, sous la forme la plus simple et sans chercher à faire croire à d'autres résultats que ceux qu'elle a réellement donnés et qu'elle peut sûrement donner.

Dans la série d'observations que je publie, j'ai laissé volontairement de côté toutes les choses de l'hygiène et de la nutrition, choses générales s'appliquant à tous les malades et ne variant pour chaque individu que de détails sans importance. Je me dois à moi-même et à la vérité de leur rendre leur place.

L'hygiène et la nutrition ont la première place dans le traitement de la tuberculose. Un tuberculeux, qui vit dans un air confiné, est un homme fini. Un tuberculeux, qui ne se nourrit pas ou qui se nourrit mal, est fatalement près de l'échéance finale.

J'établis donc, en principe, que les tuberculeux

doivent vivre dans un air pur et toujours renouvelé. Cela est possible partout; cela est certainement plus difficile à Paris qu'ailleurs, mais cela est possible même à Paris.

Le repos physique le plus complet, le repos moral le plus absolu sont indispensables. Les exercices physiques, loin d'être un adjuvant de la cure, sont nuisibles; la marche elle-même doit être soigneusement réglée et quand à ses heures et quant à sa durée et elle doit être entièrement supprimée lorsque le malade souffre de la moindre fièvre.

L'alimentation des tuberculeux doit être extrémement abondante : un malade qui parvient à se suralimenter est un malade en voie de guérison. Le choix des aliments a une importance considérable, à cause de la différence de valeur nutritive et de valeur thérapeutique dans des cas particuliers de tel ou tel aliment. Cependant, au début du traitement, il faut se préoccuper fort peu de ce choix et laisser au malade, à ce point vue, la plus grande liberté. L'appétit devenu robuste, il sera facile de le diriger dans le sens utile et la ration alimentaire indispensable deviendra rapidement la ration normale et parfaitement acceptée.

Si l'appétit ne vient pas, si, surtout, des vomissements viennent apporter à la guérison un nouvel obstacle, il est bon d'user de la sonde œsophagienne et alors de gaver le malade, à l'aide de la poudre de viande, par exemple.

Quel est l'ordre de valeur des aliments; quels aliments faut-il donner de préférence.

Les aliments azotés doivent avoir le premier rang dans l'alimentation des tuberculeux. La viande, la volaille, les œufs, le lait, le poisson doivent leur être spécialement recommandés. Les viandes peuvent être employées sous toutes les formes : la variété est un excitant La viande crue peut rendre de réels services ; il en est de même de la poudre de viande, lorsqu'elle est facilement acceptée. Je proscris toujours les peptones, les jus de viande, les gelées de viande, qui trop fréquemment amènent des troubles digestifs et de la diarrhée.

Lorsque des complications intestinales viennent entrayer le traitement, les œufs, sous leurs multiples préparations culinaires, doivent être pris comme base d'alimentation.

Le tuberculeux doit absorber des matières grasses en grandes quantités ; elles lui sont indispensables. Le choix en est varié.

Le pain, les pâtes alimentaires, le riz, les purées de légumes secs et de pommes de terre, doivent avoir leur place dans l'alimentation des tuberculeux.

Proscrire autant que possible les légumes verts, ainsi que la plupart des desserts, sauf les fromages et les entremets au lait ou aux œufs.

Sauf dans des cas particuliers, la dose en lait ne doit pas dépasser un litre par jour. La distension de l'estomac causée par des doses élevées peut être nuisible, surtout chez les dyspeptiques.

L'alcool à faible dose peut être utile aux tuberculeux fébriles. Lors de son emploi, les reins doivent être soigneusement surveillés.

Tout cela est fort incomplet et n'est que l'addition indispensable à la méthode de traitement qui fait l'objet de cette brochure.

Pour arriver à notre but, nous établissons deux points qui sont d'ailleurs indiscutables.

Premier point : L'importance de la nutrition chez le tuberculeux est suffisamment démontrée pour qu'il soit utile d'insister. Il faut non seulement maintenir la nutrition, mais il faut l'exciter, la surexciter même. Il faut ajouter à la ration d'entretien de l'organisme, la ration d'entretien de la maladie.

Deuxième point : Il est impossible de négliger les lésions locales pulmonaires : il faut les toucher sous la forme la plus directe, la plus complète, sans nuire à la nutrition, sans nuire à l'appétit, sans nuire à l'état général.

Ce qui doit compter dans le traitement, c'est : 1° ce qui relève l'état général, augmente la nutrition ; 2° ce qui empêche les lésions pulmonaires de s'aggraver, ce qui les arrête.

Il me serait facile de faire l'historique des différents traitements, d'en faire la critique, d'établir la comparaison.

A quoi cela servirait-il ; à obscurcir la question, et à rien autre. Je présente une méthode qui m'a donné des résultats que je crois supérieurs à d'autres ; je trouve superflu, au moins dans les limites de cette brochure, de me livrer à tout travail s'écartant de mon but.

II. — TRAITEMENT

La première partie de cette brochure montre l'importance capitale de l'hygiène et de la nutrition dans le traitement de la tuberculose. Cette partie va traiter uniquement des moyens les meilleurs, les plus sûrs à employer pour arriver au maximum d'hygiène et à la plus grande somme de nutrition.

Voyons d'abord la nutrition.

Les tuberculeux manquent généralement d'appétit, ils ont la répugnance des aliments, les acceptent mal, les digèrent mal. Leur estomac, comme leur état général, paraît affaissé; par quel procédé les relever.

La méthode qui est mienne laisse de côté tous les excitants internes, pour faire usage seulement du sérum artificiel en injections hypodermiques, ou pour dire mieux d'une formule spéciale de sérum artificiel et du sérum naturel stérilisé. La lecture des observations qui suivent fera connaître les résultats obtenus mieux que tout ce que j'en pourrai dire.

Les injections de sérum artificiel ne sont pas chose nouvelle; des tentatives nombreuses, dans diverses maladies, suivies de résultats variés, ont été faites. Depuis plusieurs années, le Dr HUTINEL emploie les injections sous-cutanées de petites doses de sérum artificiel dans le traitement des affections gastro-intestinales des nourrissons. Le même traitement vient de donner, sous la direction de MM. BARBIER et DEROYER, de très beaux succès dans les mêmes affections. MM. BARBIER et DEROYER n'emploient pas le sérum artificiel seul, mais comme adjuvant des autres moyens thérapeutiques. Ils ont constaté que ces injections produisaient de l'élévation de la température, le relèvement du pouls et une stimulation générale de l'organisme. Le sérum artificiel possède en plus des propriétés nutritives. Les recherches de LANDAIS ont, en effet, démontré que les injections de sérum artificiel augmentent les échanges des matières albuminoïdes et le taux de formation de l'urée. En résumé, le but qu'on se propose dans l'emploi des injections de sérum artificiel est de stimuler l'organisme et de lui permettre de réagir contre les tendances au collapsus et à l'affaiblissement simple. Ce but est atteint dans la plus large mesure possible et il est permis d'affirmer, sans crainte que des expérimentations nouvelles viennent apporter un démenti à cette affirmation, que le sérum artificiel tel que je l'emploie est, en injections hypodermiques, un reconstituant incomparable, d'un emploi facile et de résultat sûr.

Son action, chez les tuberculeux, est-elle suffisante; les craintes émises à son sujet, au début de son emploi, ont-elles été justifiées par l'expérience et l'avenir; est-ce une méthode sûre?

Pour résumer en quelques lignes, le résultat de mes observations, je dis :

Que l'emploi du sérum artificiel, de la formule et du mode d'emploi dont j'use en injections hypodermiques, est absolument sans danger chez les tuberculeux.

Qu'il augmente dès la première injection, les forces et l'appétit des malades.

Qu'il atténue les effets de la tuberculose.

Que dans certain cas, il paraît arrêter nettement la marche de la maladie; qu'il l'entrave sûrement et rapidement.

Que son emploi est entièrement inoffensif; qu'aucun accident n'est à craindre de son usage.

Cinq ou six injections suffisent en moyenne. Il

y a là, en somme une action en coup de fouet. Il est même presque toujours bon de supprimer les injections, dès que l'action stimulante est acquise. Il est toujours temps d'y revenir, si cela paraît utile.

La formule du sérum artificiel que j'emploie est la suivante :

Phosphate de Soude pur.....	5 gr.
Sulfate de Soude pur.........	10 gr.
Chlorure de Sodium..........	2 gr.
Aldéhyde formique à 40 %....	1 gr.
Glycérine...................	5 gr.
Eau distillée................	100 gr.

Cette solution est soigneusement stérilisée en flacons de dix grammes.

L'action demandée aux injections de sérum artificiel obtenue, il faut la maintenir. Les injections ne sont pas une chose si agréable qu'il soit défendu de rechercher le moyen de n'avoir plus besoin d'y revenir.

C'est là qu'arrive l'emploi par la voie stomachale ou rectale du sérum naturel stérilisé.

Le sérum naturel stérilisé dont je me sers vient de jeunes taureaux sains, aucunement inoculés. Il est par conséquent dénué de toute action immunisante quelconque. Il est recueilli et préparé par les procédés ordinaires et stérilisé à une température élevée. Il peut être employé sans inconvénient à haute dose, mais habituellement 60, 80, 100 grammes suffisent quotidiennement. Il se prend, avec la plus grande facilité dans du lait, du bouillon, ou un liquide sucré. Lorsque l'état de l'estomac ou de l'intestin, ou bien l'affaiblissement du malade, ne permet pas l'usage du sérum naturel stérilisé par la voie stomachale, la sonde permet facilement son emploi par la voie rectale. Cette dernière méthode est surtout appliquée, après les hémorrhagies considérables, où l'emploi du sérum à très hautes doses est tout indiqué.

Le sérum naturel stérilisé peut être continué d'une façon indéfinie, sans inconvénient aucun.

Sans vouloir rechercher le mode d'action du sérum naturel stérilisé, chose toujours scientifiquement discutable et discutée, je dois faire connaître les résultats qu'il est permis d'en attendre.

C'est, à la fois, un aliment et un médicament, mais bien moins un médicament qu'un aliment. Il excite l'appétit, il maintient et relève les forces des malades ; il met en un mot l'organisme en état de lutter contre ses ennemis. Il est le plus sûr auxiliaire des injections de sérum artificiel dont il accentue et prolonge les résultats. Les injections de sérum artificiel, employées seules, doivent être fréquemment cessées et fréquemment renouvelées. Ces à-coups fatiguent et démoralisent les malades. Avec l'emploi du sérum naturel stérilisé, cet inconvénient n'existe plus. Il est, en effet, rare que, pendant son usage, il soit utile de renouveler les injections de sérum artificiel. Il est inutile d'insister sur les avantages moraux et matériels qui découlent de cet état de choses.

Voyons maintenant pour l'Hygiène.

Faire vivre les tuberculeux dans un air toujours pur et renouvelé : voilà la règle.

Le froid sec n'est pas à redouter ; le froid humide et le vent sont les ennemis des tuberculeux.

Je n'insiste pas sur ce qu'on appelle les cures

d'air; elles sont décrites dans tous les ouvrages spéciaux et leur usage n'est pas à la portée de ceux que leurs occupations retiennent dans les grandes villes.

Les inhalations médicamenteuses remplacent avantageusement les cures d'air.

Celles que je préconise sont de deux sortes : les unes d'aldéhyde formique, les autres d'ozone chargé de vapeur diverses, le plus souvent d'eucalyptol.

Les premières sont produites à l'aide d'un appareil spécial dont la description n'a rien à voir ici.

L'ozone des secondes est produit à l'aide de machines d'induction, ou de machines statiques puissantes. Il passe, après avoir été purifié dans des vapeurs médicamenteuses, à l'aide d'une soufflerie et il entraîne ces vapeurs qui sont ainsi absorbées directement par les poumons. Dans la plupart des cas, alterner ces deux sortes d'inhalations, me paraît le procédé le plus habile.

Les résultats sont sûrs : les crachats diminuent rapidement, cessent d'avoir une odeur désagréable; la respiration devient plus facile et les forces s'accroissent, le malade vit sans gêne, même avant d'être guéri.

Pour résumer d'un mot la méthode préconisée elle comprend trois agents :

Les injections hypodermiques de sérum artificiel.

L'usage par la voie stomachale ou rectale de sérum naturel stérilisé.

Les inhalations.

Il arrive souvent que le tout n'est pas indispensable, et qu'il est possible de se passer d'un de ces agents ou même de deux.

La méthode, employée dans son intégralité, permet aux malades, dans la plupart des cas, de ne rien changer à leurs habitudes, de continuer leurs occupations, ce qui ne manque pas d'intérêt pour ceux, et ils sont nombreux, auxquels le travail est indispensable.

Il n'a pas été jusqu'ici question de diagnostic ; il est utile d'y consacrer au moins quelques lignes.

III. — DIAGNOSTIC

Ce chapitre du diagnostic doit être ici très court. Cette étude serait mieux l'objet d'une brochure spéciale dans laquelle seraient soigneusement classés et rappelés tous les éléments dont doit se servir le diagnostic que la partie forcément incomplète d'une brochure qui veut apporter des résultats bien plus que de la théorie. Cependant il est bien permis de rappeler de quelles difficultés il est hérissé et combien il faut être prudent avant de porter un diagnostic qui porte un pronostic aussi terrible : tuberculose. Mais la prudence ne doit fermer ni les yeux, ni les oreilles, ni la volonté ; il est indispensable au médecin conscient de sa responsabilité de savoir conclure à temps, sans trop de précipitation mais aussi sans la moindre hésitation. Plus que dans toute autre maladie, le temps est précieux dans la tuberculose et tel organisme sur lequel il est possible d'agir puissamment aujourd'hui, se trouve quelques semaines ou même quelques jours plus tard dans un état de déchéance qui rend l'intervention difficile, sinon impossible. La réussite du traitement dépend des moyens employés, du terrain sur lequel l'action a lieu, mais elle ne dépend pas que de cela ; elle dépend aussi d'autres causes dont l'importance échappe peut être au public, mais dont la valeur ne doit pas échapper au médecin. Le médecin n'est pas toujours le maître de choisir son moment. Le malade lui arrive dans des conditions qu'il ne peut que constater sans avoir eu d'influence antérieure. Des lésions très avancées sont là qui rendent impossible toute hésitation. Ce cas est très fréquent, mais il n'est pas unique. Si les lésions avancées sont choses faciles à connaître, les lésions de début sont plus sournoises et d'affirmation plus délicate. Le malade se présente sans apparence extérieure qui fasse penser à la tuberculose, sans antécédents héréditaires ou personnels qui y conduisent l'esprit : l'auscultation la plus soigneuse ne donne rien ou pas grand chose et cependant les forces se perdent, les sueurs nocturnes sont fréquentes, l'appétit capricieux. La sagacité du médecin doit être en éveil, il doit immédiatement mettre son malade en observation, guetter chacun des incidents qui peuvent le mettre sur la voie de la vérité et lorsqu'il croit pouvoir porter un diagnostic ferme, il a le devoir de commencer immédiatement la lutte contre la terrible affection qu'il a reconnue.

Les découvertes récentes ont mis à la disposition du médecin un moyen qu'il ne peut pas négliger. Les rayons de Rœntgen ou Rayons X apportent au praticien des ressources qu'il ne connaissait pas il y a quelques années. Est-ce chose facile que de s'en servir, plus difficile que le public ne le croit. Mais le médecin auquel l'habitude a donné sur ce sujet une compétence particulière, trouve, dans ce procédé nouveau, des satisfactions considérables. Les Rayons X fortifient souvent un diagnostic hésitant; ils mettent aussi souvent sur la voie d'un diagnostic vers lequel l'esprit n'était pas porté. Dans la tuberculose, dans toutes les affections pulmonaires, les Rayons X doivent être employés sans hésitation et d'une façon constante. Leur usage dans le traitement n'a donné aucun résultat, mais il est toujours précieux dans la recherche d'un diagnostic précis et sûr.

Le diagnostic établi, avec toute la science et tous les moyens désirables, quelle attitude faut-il tenir vis-à-vis du malade: instituer un traitement énergique, approprié à son cas, cela ne souffre pas de discussion, mais il est du devoir strict du médecin de l'avertir de sa situation, de lui en faire connaître la gravité, sans l'accentuer bien entendu, mais aussi sans l'atténuer. La tuberculose est curable; il vaut mille fois mieux que le malade le sache et ne s'endorme pas dans une indifférence qui lui fera négliger des soins et un traitement sans lesquels il ne se tirera pas d'affaire. Le tact médical est là qui doit faire de cette connaissance un moyen de reconstitution morale qui aide à la reconstitution physique.

IV. — AUTRES AFFECTIONS

Athsme – Catarrhes – Coqueluche – Déchéance des Vieillards

Les observations qui suivent portent sur quel-

ques autres affections qui n'ont en réalité rien de
commun avec la tuberculose. Il sera trouvé dans
leur lecture plus de profit que dans une statistique
qui ne peut que mal condenser des résultats si
divers et si épars. Quelques points cependant doivent retenir l'attention d'une façon plus particulière :
la coqueluche, les catarrhes pulmonaires, la déchéance des vieillards. Les quelques observations
publiées ont été prises parmi de très nombreuses
observations qui ont toutes confirmé les résultats
indiqués.

La coqueluche trouve dans les inhalations non
pas un spécifique, mais un calmant dont la valeur
ne peut être comparée à aucun de ceux qui ont été
employés jusqu'ici. Si les résultats ne sont pas
toujours immédiats, il sont cependant rapides et,
ce qui est l'important, sûrs.

Les catarrhes pulmonaires reçoivent des inhalations une amélioration qui ne peut être niée. Les
crachats diminuent rapidement de quantité, de
forme ou d'odeur ; ils sont même souvent totale-
ment supprimés. La toux quinteuse cesse et le
malade trouve dans le traitement un calme qu'il ne
connaissait pas depuis longtemps. Les crises
d'athsme sont diminuées comme nombre, comme
intensité. La vie des catarrheux comme des athsma-
tiques devient tolérable et souvent leur état peut
être considéré comme une guérison totale.

Les vieillards reçoivent des injections de sérum
artificiel et de l'usage du sérum naturel stérilisé des
bénéfices immédiats et certains. Dès les premières
injections les forces reviennent, les étourdissements
si fréquents chez eux diminuent ; le travail intel-

lectuel est plus facile et le travail manuel approprié
à leur âge peut être souvent repris. Quelques injections suffisent, non pas pour leur donner l'allure
de la jeunesse, mais pour leur éviter les inconvénients et les ennuis de la déchéance qui rend la vie
intolérable. Cinq à six injections tout au plus sont
nécessaires. Elles doivent être répétées de temps en
temps; une ou deux fois par année. — Cependant
l'usage du sérum naturel stérilisé en éloigne le
besoin. L'injection n'est pas très douloureuse, on
ne peut cependant pas dire qu'elle soit agréable. En
éloigner l'usage est toujours une chose qu'on doit
considérer comme un excellent résultat et pour les
inconvénients de sa pratique et parce que la dis-
tance entre les séries d'injections rend les résultats
plus certains et plus rapides.

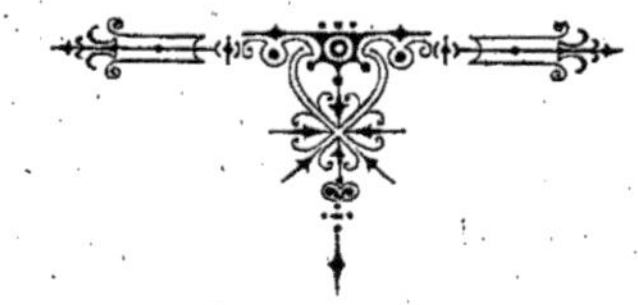

OBSERVATION I

Mme S. R..., 33 ans, est une jeune femme d'apparence maladive, à la figure pâle et émaciée, qui, depuis quatre ans, souffre
d'une maladie, laquelle l'a amenée à un tel état de faiblesse, que
depuis deux mois elle est incapable de faire le plus petit travail,
et que, depuis dix jours, elle est forcée de garder le lit. Depuis
longtemps son affaiblissement est devenu si profond qu'elle ne
peut pas même vaquer aux soins de son ménage et qu'elle doit
passer ses journées assise ou couchée.

Voici d'ailleurs son histoire:

Son père et sa mère sont morts. Le père n'était pas alcoolique,
mais très probablement il était atteint d'une affection nerveuse à
laquelle il a succombé. La mère est morte d'une maladie du foie.

La jeunesse de la malade se passa dans la misère et les
privations. Elle ne fut cependant marquée par aucune maladie
grave. La malade atteignit l'âge de 16 ans, âge auquel elle fut
réglée. C'est à cette époque que remontent les premiers accidents
dont elle se plaint. La menstruation se continua irrégulière et,
dans l'intervalle, la malade eut des pertes blanches.

A ce moment son caractère devint très irascible. Elle était,
dit-elle, très susceptible et très nerveuse. La moindre contrariété
l'affectait considérablement et était toujours suivie de malaises
qui apparaissaient sous forme de crises. Ces crises étaient carac-
térisées par les symptômes suivants: migraine, sensation de
constriction au niveau du thorax et vomissements. Ces crises,
qui se renouvelaient souvent, n'apparaissaient que le jour, toujours
à l'occasion d'une émotion violente.

Mme S. R... se maria à l'âge de 20 ans. Elle eut trois enfants
dont deux sont encore vivants; le troisième est mort de broncho-
pneumonie. Les grossesses ne furent marquées que par une plus
grande fréquence des crises que la maladie avait présentées
jusque là. Les trois accouchements s'effectuèrent difficilement et
la convalescence fut longue. La malade sortit très affaiblie de sa
dernière grossesse pendant laquelle elle avait eu des hémorragies
assez abondantes. De plus la convalescence de cette dernière
couche, survenue il y a cinq ans, fut marquée par quelques

hémoptysies et une toux persistante. La malade se rappelle, d'autre part, avoir vécu pendant quelque temps avec deux personnes atteintes de tuberculose pulmonaire.

Depuis l'époque de cette dernière couche la faiblesse de la malade a été en augmentant, et il y a quatre ans, elle fut forcée d'abandonner son travail. Les crises sont devenues plus douloureuses surtout depuis deux ans et une douleur persistante est apparue. Cette douleur siège au niveau de l'hypochondre gauche, et s'irradie jusqu'à la région lombaire des deux côtés. Elle produit à la malade une sensation qui la lui fait comparer tantôt à un poids énorme, tantôt à une brûlure. De cet endroit part, au moment des crises, une sensation que la malade compare à une boule qui remonte le long du sternum jusqu'à la gorge. Cette crise ne se termine jamais par une perte de connaissance mais par des vomissements. Il existe en outre dans la région interscapulaire un autre point fort douloureux. En ces deux régions l'anesthésie est complète. La sensation tactile est conservée partout ailleurs. Les fonctions digestives s'accomplissent normalement, la douleur gastrique et les vomissements ne correspondent pas à une lésion stomachale, puisque la malade m'a jamais rendu ses aliments après ses repas. L'appétit est capricieux et la malade reste parfois un jour ou deux sans prendre de nourriture. La constipation est l'état habituel de cette malade qui est restée jusqu'à quinze jours sans une selle. Actuellement, la malade va à la garde-robe avec un lavement chaque jour. Elle se plaint en outre de douleurs abdominales qui ont leur maximum dans les fosses iliaques.

Elle éprouve aussi dans l'intervalle des crises une violente céphalée ayant son siège sur la ligne sagittale. Elle compare cette douleur à la sensation que produirait un morceau de plomb pesant sur sa tête. Les pupilles sont normales et égales. Les réflexes cornéens et pharyngiens persistent. Il en est de même des autres réflexes qui sembleraient même un peu exagérés.

L'examen du poumon révèle à gauche une submatité indiquant l'induration du sommet. Le sommet droit est à une période plus avancée et on y constate des râles cavernuleux.

L'auscultation du cœur de donne rien.

Le rein fonctionne normalement.

Traitement : un flacon de sérum naturel stérilisé tous les trois jours. — Tous les deux jours une injection de dix grammes de sérum artificiel.

Quand nous avons fait à cette malade la première injection de sérum, elle était alitée depuis dix jours et son état de faiblesse était tel qu'elle ne pouvait même se tenir assise dans un fauteuil. Elle se plaignait depuis quelques jours d'un point douloureux nouveau, paraissant siéger dans la région cardiaque et être un point de névralgie intercostale.

La malade supporte difficilement la première injection de sérum. Elle est prise dans la soirée d'accidents fébriles très intenses que nous retrouverons d'ailleurs assez fréquemment dans le cours de nos diverses observations. Mais le point douloureux dont elle se plaignait si fort a complétement disparu. Le lendemain, la fièvre ne reparaît pas, pas plus que le point douloureux. Le surlendemain, deuxième injection. Le soir mêmes accidents fébriles, moins intenses cependant. Ils n'ont pas reparu depuis. Tous les deux jours, injection de 10 grammes de sérum. A la quatrième injection, la malade accuse une sensation d'appétit : elle mange peu, mais elle mange avec plaisir. La digestion se fait sans difficulté. Les selles sont déjà depuis quelques jours régulières. Il lui semble qu'elle pourrait se lever et marcher. On lui conseille le repos et la patience.

Après la sixième injection, il lui est permis de se lever. A son grand étonnement et à celui de son entourage, elle se lève et reste hors du lit, tantôt assise, tantôt marchant, une bonne partie de l'après-midi.

Nous nous arrêtons à la dixième injection, mais nous avons bien soin de faire continuer l'usage par la voie stomachale du sérum naturel stérilisé qui ne devra être cessé que lorsque toute inquiétude aura disparu. Les forces augmentent progressivement et la malade peut sortir. Elle mange et digère bien, continue à avoir des selles régulières, les sensations nerveuses ont considérablement diminué, elle ne souffre plus. L'état du poumon est stationnaire. Le poids de la malade a augmenté de 2 kilos. Nous sommes plus d'un mois sans revoir la malade. Nous faisons à ce moment les constatations suivantes : l'appétit est bon, les forces normales, les sorties sont fréquentes et une marche prolongée est même possible, et si le poumon, qui s'améliore d'une façon continue, ne nous forçait pas à réserver l'avenir, nous considérerions cette malade comme définitivement guérie. Nous l'avons engagée à venir nous voir de temps en temps de façon à nous permettre de continuer une observation si pleine d'intérêt.

OBSERVATION II

M. L. G..., âgé de 40 ans, est un homme de taille moyenne et d'apparence robuste Il n'a jamais eu de maladie.

Le 2 Janvier dernier, en revenant de son travail, à 8 heures du soir, il fit une chute dans son escalier. Cet escalier très étroit et très raide a environ 15 ou 20 degrés et aboutit en bas à un mur. Dans la chute, la tête du blessé frappa le mur et il resta évanoui. Quand on le releva il était dans le coma. On constata que le crâne portait en différents endroits des bosses sanguines volumineuses. Nulle part on ne constata d'enfoncement.

Le malade resta en syncope pendant trois heures. Au bout de ce temps il revint à lui, mais sans pouvoir parler ni faire un mouvement. Les membres cependant étaient en bon état, sans fracture ni luxation. Cet état de choc persista toute la nuit et le lendemain seulement il put ouvrir les yeux, mais sans parler.

A ce moment on s'aperçut d'une contraction des masseters qui empêchait toute tentative d'alimentation. Pas de saignement de nez, pas d'écoulement par les oreilles, pas d'injection de la conjonctive. La respiration était stertoreuse et le malade ne pouvait faire un mouvement.

Cet état persista pendant huit jours sans beaucoup d'amélioration. Le malade était extrêmement faible, néanmoins il pouvait cracher, parlait un peu et la contracture des masticateurs avait disparu. Dans ses crachats on constata quelques filets de sang.

Pendant huit jours le malade ne dormit ni jour ni nuit. Il souffrait d'une céphalée intense et d'une douleur cervicale. Ses yeux, dit-il, étaient obscurcis par des nuages et il n'avait la force ni de parler, ni de remuer. La faiblesse seule retenait le malade dans cet état demi-comateux.

Jusqu'au huitième jour, traitement normal : sangsues, sinapismes, laxatifs, purgatifs, régime lacté exclusif, etc., etc..

Au huitième jour, première injection de 10 grammes de sérum

artificiel. L'état général semble dès le jour suivant meilleur, les douleurs cervicales et de tête ont diminué, les mouvements ont été plus faciles.

Au dixième jour, deuxième injection de 10 grammes.

Au douzième jour, troisième injection de 10 grammes. L'état s'est suffisamment amélioré pour que ce traitement soit jugé inutile. Le repos est ordonné pour quelques jours encore, avec surveillance de l'alimentation et usage du sérum naturel stérilisé comme tonique.

OBSERVATION III

A. D... âgée de 5 ans. Le père de cette petite malade se porte à peu près bien, néanmoins il semble avoir des antécédents suspects au point de vue de la baccillose pulmonaire. La mère a été pendant longtemps atteinte de bronchite chronique, dit-elle, avec crachements de sang. Actuellement elle se porte bien et a repris de l'embonpoint.

La petite malade a trois autres sœurs dont la plus jeune est manifestement tuberculeuse.

Elle se porta assez bien pendant sa première enfance. Elle eut la rougeole, puis à trois ans une fluxion de poitrine. Elle toussa longtemps mais elle revint peu à peu à la santé.

Depuis une quinzaine de jours elle a beaucoup maigri. Elle tousse fréquemment, mais n'expectore pas. Ses parents ont été frappés du changement qui s'est opéré dans son caractère. Elle est devenue indolente et apathique. Elle dort toujours, dit sa mère.

L'appétit a beaucoup diminué, pas de diarrhée.

L'aspect de l'enfant est maladif. Elle est extrêmement maigre. Elle a les joues pâles et les yeux cerclés de noir.

A l'examen des sommets on constate à gauche de l'induration, à droite, les lésions sont plus accentuées et on perçoit des râles humides.

Nous ordonnons tout d'abord du sérum naturel stérilisé puis après plusieurs jours de son emploi, nous faisons une première injection de 10 grammes de sérum artificiel, et nous continuons pendant un mois une injection tous les deux jours. Dès les premières injections, l'indolence diminue et disparaît. Le petite fille devient vive, enjouée, l'appétit et les forces reviennent et elle ne semble plus malade. La mère ne continue le traitement que sur notre insistance, la jugeant complètement rétablie. Les lésions pulmonaires paraissent arrêtées, loin de s'accentuer, et, en dehors d'un léger mouvement fébrile d'à peine une demi-heure le jour où l'injection est faite, la petite malade n'a ni douleur, ni faiblesse, ni toux.

Au bout d'un mois les injections sont cessées, seul le sérum naturel est continué. La malade est soigneusement surveillée, et, si la suite présente quelque chose d'intéressant, nous l'ajouterons à cette observation.

OBSERVATION IV

M. T..., âgée de 15 ans, est la seconde des cinq enfants d'un père mort alcoolique et turberculeux. La mère de cette jeune fille est d'une santé robuste. Il en est de même de ses frères et sœurs.

Jusqu'à l'âge de cinq ans M... se porta assez bien. Elle eut une rougeole vers l'âge de un an, mais cette maladie disparut sans laisser de traces et l'enfant grandissait avec les apparences d'une santé florissante.

A cinq ans M. T..., fut atteinte de diphtérie laryngée. Au quatrième ou cinquième jour de la maladie, le croup faisait de tels progrès que l'asphyxie était proche et qu'il fallut recourir à la trachéotomie. Les suites de cette maladie ne présentèrent rien d'anormal, la fièvre tomba, les fausses membranes disparurent et la plaie trachéale se ferma. Néanmoins, depuis ce moment, l'enfant resta maladive.

Sa mère constata que l'appétit était très diminué, que l'amaigrissement augmentait, et assez souvent la malade était secouée par une petite toux sèche, sans expectoration.

Telle est la situation au moment où nous voyons la malade.

C'est une grande jeune fille, trop grande pour ses quinze ans. Sa mère dit qu'elle a grandi ainsi depuis peu, et que, depuis cette croissance exagérée, son état s'est aggravé. Elle est en effet extrêmement maigre, sa figure est pâle et fatiguée. Elle mange peu et a un appétit très capricieux. Elle ne peut que difficilement se livrer au travail, et elle se fatigue très vite. Le sommeil est bon, assez souvent troublé par des cauchemars. Depuis qu'elle a subi la trachéotomie, elle tousse surtout l'hiver, mais cette toux a augmenté depuis quelque temps et à l'heure actuelle elle expectore des crachats muco-purulents. Elle n'est pas encore réglée. Elle a quelques pertes blanches.

L'examen de ses poumons permet de constater au sommet droit une zone de matité descendant assez bas vers le milieu de l'omoplate. Dans cette zone on perçoit, à l'auscultation, des râles humides indiquant la caséification du foyer baccillaire.

Le poumon gauche est aussi atteint, mais n'est pas encore ramolli. On y constate de la submatité et une respiration soufflante.

Traitement: Inhalations quotidiennes alternativement d'aldéhyde formique et d'ozone chargé d'Eucalyptol. Un flacon de sérum naturel stérilisé tous les trois jours. Puis au bout d'une semaine injections de sérum artificiel de trois en trois jours. Cinq semaines de traitement suffisent pour amener les résultats suivants : appétit normal, suppression de la toux, forces retrouvées, possibilité de travail assidu. Elle a gagné trois kilos.

L'auscultation donne à peu près les mêmes résultats : malgré cela, l'état général s'améliore de telle façon que tout danger immédiat est écarté, et que l'avenir paraît pouvoir être réservé.

Plusieurs mois se passent sans que nous ayons des nouvelles de la malade ; elle vient nous voir, non pas qu'elle ait besoin de nouveaux soins, mais au contraire pour nous faire constater que l'amélioration continue. Elle travaille d'une façon régulière sans éprouver la moindre fatigue ; la toux a complétement cessé, bien que l'auscultation révèle toujours l'imminence du danger. Le poids a augmenté de plusieurs kilos ; l'enfant paraît avoir encore grandi ; nous lui demandons de venir nous voir quelque temps plus tard.

OBSERVATION V

L. T..., 12 ans. La petite malade qui fait l'objet de cette observation est une enfant de 12 ans qui, depuis sa naissance, lutte avec des chances diverses contre les progrès de la tuberculose. En effet, plusieurs fois déjà elle a failli succomber à des poussées de tuberculose pulmonaire et chaque fois elle a repris le dessus d'une façon plus ou moins complète.

Le père de cette enfant est mort. Les renseignement permettent de croire qu'il était atteint de bacillose. La mère névropathe, de santé très faible, est, elle aussi, suspecte de tuberculose. Les frères et sœurs de la petite malade sont bien portants, il y a cependant à signaler des adénites cervicales chez une sœur aînée.

Dès sa naissance, la petite malade montra une santé délicate. Son allaitement se fit d'une manière défectueuse. De bonne heure elle se mit à tousser. On s'aperçut surtout de cette toux après une rougeole qu'elle eut vers l'âge de deux ans. Elle n'eut jamais d'hémoptysies. L'enfant grandit péniblement avec des poussées aiguës de bacillose, qui tous les deux ou trois ans la mettaient à deux doigts de la mort.

Vers 7 ans, l'enfant eut des adénites cervicales qui suppurèrent. Depuis deux ou trois ans elle a repris des forces. Elle tousse toujours un peu, surtout pendant l'hiver, mais l'appétit est bon et l'état général satisfaisant.

Au mois de décembre dernier, la toux devint plus fréquente et plus rauque, l'appétit disparut et l'amaigrissement fit des progrès rapides. Quand nous vîmes cette enfant, son faciès ne permettait aucun doute sur la nature et la gravité de sa maladie. Une toux violente par quintes secouait son corps amaigri. Les quintes se renouvelaient tous les quarts d'heure, affaiblissant la malade de plus en plus. En même temps que ces quintes de toux survenaient des accès de suffocation causés par les crachats que l'enfant n'expectorait qu'avec la plus grande peine. Ces crachats épais, purulents, étaient surtout abondants le matin.

La fièvre s'était emparée de la malade et le thermomètre atteignait 39° tous les soirs. L'enfant n'avait pas de diarrhée. Elle ne pouvait d'ailleurs plus manger depuis quelques jours, car elle rendait ses aliments dans les accès de toux.

L'auscultation laissait percevoir à droite une caverne assez volumineuse. Le sommet gauche était infiltré.

Traitement: Inhalation quotidienne et alternée d'aldéhyde formique et d'ozone chargé d'Eucalyptol. Tous les trois jours un flacon de sérum naturel stérilisé. Deux injections de sérum artificiel par semaine.

Quand nous commençames le traitement, son état était désespéré. Elle n'avait même plus force de tousser ni d'expectorer et les crachats, obstruant sa trachée, menaçaient de l'asphyxier.

Selon la méthode qui nous a donné de si brillants résultats, nous faisons de trois jours en trois jours une injection de sérum artificiel. Nous tonifions la malade à l'aide du sérum naturel stérilisé et nous lui faisons force inhalations d'aldéhyde formique et d'ozone chargé de vapeur d'Eucalyptol. Dés les premiers jours du traitement, la malade paraît reprendre le dessus, les quintes de toux continuent d'être fréquentes, elles sont cependant plus facilement supportées, les nuits sont meilleures et si la fièvre ne diminue le soir que difficilement et lentement, le sommeil est bon et à peine coupé la nuit, deux ou trois fois, par de très courts réveils. L'appétit reprend doucement, la malade demande à se lever et peut rester assise quelques heures au 22e jour du traitement. L'état général s'améliorant de plus en plus, nous cessons les injections à la quinzième.

Mais les inhalations et le sérum naturel stérilisé sont rigoureusement continués.

L'amélioration paraît définitive, mais les légions pulmonaires sont telles qu'il est utile de suivre cette petite malade de près, et il est toujours à craindre qu'après l'agréable surprise de cette guérison apparente, inespérée, ne vienne l'amère désillusion d'une rechute contre laquelle aucun traitement n'agirait.

A cette date, plusieurs mois se sont écoulés, sans rechute aucune. L'état général s'est encore amélioré et la malade se considère comme définitivement guérie.

OBSERVATION VI

H. T..., âgé de 6 ans. La mère de cet enfant vint nous consulter parce que depuis quelques mois l'enfant souffrait du ventre, avait perdu l'appétit, ne dormait pas et s'affaiblissait de plus en plus.

Le père et la mère de ce petit malade sont bien portants. Sa sœur aînée est depuis plusieurs années atteinte de coxalgie. Sa plus jeune sœur est bien portante mais a souffert de coliques pendant sa première enfance.

Etant âgé de quelques mois, le petit T... présenta des phénomènes méningitiques : convulsions, raideurs musculaires. Il guérit de ces affections et n'en garda aucune trace.

Jusqu'au mois de décembre dernier cet enfant se portait bien. Il grandissait, avait bon appétit, bonne apparence et une grande vivacité. Depuis un mois, nous dit sa mère en nous l'amenant, il a complètement changé. Il se plaint du ventre et du côté gauche et il tousse de temps en temps. L'appétit a diminué, l'enfant a pâli et maigri. Il ne dort presque point la nuit.

Nous examinons cet enfant et tout d'abord notre attention se porte vers l'abdomen dont se plaint le petit malade. Le ventre n'est ni tendu, ni ballonné, ni douloureux à la pression. Les selles d'ailleurs sont régulières et l'enfant n'a ni diarrhée, ni constipation.

Ne trouvant rien de ce côté qui pût expliquer le rapide dépérissement de cet enfant, nous passons à l'examen de la poitrine. Les deux sommets sont douteux, mais les signes stéthoscopiques ne sont pas suffisamment nets pour affirmer une double lésion bacillaire des poumons. Dans la région de la base gauche jusque sous l'angle de l'omoplate, nous trouvons des frottements pleurétiques très distincts et tout à fait à la base, la présence d'un souffle affaibli nous autorise à penser que la plèvre contient un peu de liquide.

L'enfant se plaint depuis un mois d'une douleur du côté gauche ; de plus il tousse souvent mais ne crache pas.

En somme, il semble que depuis un mois cet enfant est atteint de pleurésie et cette affection permet d'expliquer l'état de faiblesse dans lequel est tombé le petit malade.

Nous conseillons le sérum naturel stérilisé et nous faisons consécutivement de trois en trois jours des injections de sérum artificiel, chaque injection détermine un peu de fièvre, du malaise pendant quelques heures, mais il s'opère une transformation complète dans l'état général de l'enfant. Les symptômes pleurétiques s'améliorent rapidement, l'appétit, les forces, la vivacité, la gaieté reviennent et le rétablissement s'opère avec une continuité que n'a donné jusqu'ici aucun autre traitement.

Actuellement, il y a quinze jours que l'enfant H. T... ne suit plus aucun traitement ; la santé est normale ; plus de toux, plus de douleur, appétit parfait ; l'enfant paraît doué d'une vigueur qu'il ne connaissait pas encore et dont il avait paru incapable.

OPSERVATION VII

X..., célibataire, âgé de 53 ans, charretier, nous fait appeler le 22 janvier dernier. Depuis quelques jours il ne peut plus remuer les jambes et sa faiblesse est telle qu'il se décide à nous demander le traitement par les injections de sérum artificiel.

Il a toujours été bien portant. En octobre 1896, il reçut un coup de pied de cheval qui lui fit une plaie, laquelle ne s'est jamais cicatrisée depuis.

Cette plaie ne l'empêcha pas de reprendre son métier, et à part une rachialgie intense qui le retint au lit les 20, 21, 22 décembre dernier, il ne s'arrêta pas de travailler jusqu'au 16 janvier, date du début de sa maladie actuelle.

Depuis huit jours il sentait un peu de malaise, mais comme il faisait froid et qu'il loge dans une mansarde non chauffée, il n'y prit pas garde.

Le 16 au matin, en se réveillant, le malade ressentit une vive douleur dans le genou gauche. A peine a-t-il fait quelques pas que celui-ci fléchit sous lui. Etonné, le malade descend l'escalier, soigne ses chevaux et travaille toute la journée. En rentrant chez lui, le soir, il ne peut se tenir debout; il est invinciblement porté en avant ou en arrière.

Le lendemain et le surlendemain il ressentit une légére courbature, mais il ne pouvait plus marcher. Quand nous le vimes, les mouvements spontanés étaient possibles mais lents. La démarché est oscillante et le malade éprouve beaucoup de peine à se tenir debout.

La pupille est paresseuse à la lumière. Le diamétre est plus petit qu'à l'état normal. Pas de rétrécissement du champ visuel.

Les réflexes et le sens musculaire sont peu altérés. Il n'en est pas de même des fonctions sphinctériennes : le malade ne peut uriner sans sonde et il a de l'incontinence des matiéres fécales.

Pas de tremblement de mains, la langue seule est paresseuse, elle tremble légèrement et est déviée à gauche.

Les dix premiéres injections faites de trois en trois jours ne donnent que des résultats inappréciables, du moins quant à la facilité des mouvements. Cependant l'appétit reprend un peu et les fonctions digestives sont presque normales.

Mais le malade est devenu d'une sensibilité extrème et les injections lui semblent tellement douloureuses, qu'il est impossible de les continuer.

Nous donnons alors le sérum naturel stérilisé à raison de un flacon tous les deux jours et au bout de deux mois, le résultat est le suivant : l'appétit est bon, les fonctions digestives régulières. La marche est lente, mais peut ètre prolongée sans fatigue. Les forces musculaires paraissent revenir et X... parle de reprendre son travail.

OBSERVATIONS VIII

Eugène H..., 31 ans, est le cadet d'une nombreuse famille dont quatre enfants sont morts en bas âge : deux du choléra, un du croup et un d'arthrite suppurée du pied. Six autres enfants sont mariés et jouissent d'une parfaite santé.

Le père est décédé à 49 ans, après une courte maladie caractérisée par des hématémèses abondantes et répétées.

La mère qui a toujours été bien portante, travaille encore malgré ses 67 ans comme femme de journée.

D'un tempérament lymphatique sanguin, H..., n'avait jamais été malade et sa constitution paraissait robuste quand il partit au service militaire, au mois de novembre 1887. Pendant ses deux premières années de service, la santé du jeune soldat ne laissa rien à désirer. Mais à la fin de mai 1889, après un refroidissement contracté pendant une inspection, H..., entra à l'hôpital militaire atteint de pleurésie à droite. Après être resté en traitement jusqu'au 15 août, un congé de convalescence lui fut accordé.

Sa guérison était loin d'être complète ; dès son arrivée dans sa famille, survint un gonflement du ventre et des bourses considéré par le médecin consulté comme un épanchement de sérosité dans la cavité péritonéale.

L'abdomen et le scrotum reprirent bientôt leur volume normal, tandis que la pleurésie se montrait rebelle au traitement par de nombreux vésicatoires. La toux devint plus fréquente, s'accompagnant d'une expectoration abondante.

Etant rentré au régiment et reconnu impropre au service, H...
fut réformé et renvoyé dans ses foyers au mois de novembre 1889.

Au mois de janvier dernier, ce malade nous fit appeler près de
lui, et nous constatâmes alors l'état suivant :

La poitrine, amaigrie, aplatie à droite au niveau du creux
sous-claviculaire, n'est pas autrement déformée.

L'auscultation, la percussion et la palpation font connaître que
le poumon gauche et le cœur paraissent sains.

Les mêmes modes d'investigation montrent à droite des signes
encore très évidents de pleurésie : matité et diminution des vibrations thoraciques dans toute la hauteur de l'aisselle et, en arrière,
depuis l'épine, de l'omoplate jusqu'à la base.

Le poumon, de ce côté, présente des lésions graves : râles humides au sommet et souffle cavitaire dont le maximum d'intensité
se trouve en avant au-dessus du mamelon et en arrière au niveau
de l'angle inférieur du scapulum. Néanmoins il n'existe pas de
dyspnée.

La toux est surtout provoquée en secouant le malade. L'expectoration purulente a eu plusieurs fois les caractères d'une vomique.
Malgré l'absence des symptômes actuels de pneumo-thorax, nous
pensons qu'un épanchement pleurétique s'est évacué par les bronches après ulcération du poumon droit fixé par des adhérences.

L'examen bactériologique des crachats n'a pas révélé le bacille
de Koch.

Sauf une augmentation de la matité hépatique imputable sans
doute à un léger abaissement du foie, l'exploration des organes
abdominaux ne donne aucun renseignement intéressant. L'énergie
musculaire a beaucoup diminué. Une sensation de faiblesse, de
lassitude des membres est accusée par le malade. Les pieds sont
le siège d'une transpiration abondante, surtout nocturne. Les réflexes rotuliens et cutanés sont exagérés.

Il n'y a pas de céphalalgie. La sensibilité est bien conservée
sous toutes ses formes.

Le champ visuel n'est pas rétréci.

Les autres organes des sens et l'intelligence ne présentent aucun trouble.

L'appétit est assez bon, les digestions s'accomplissent régulièrement.

L'analyse des urines n'a révélé ni albumine ni sucre.

Le pouls, régulier, est fréquent (90 à la minute).

La température axillaire est abaissée (36° 5 le soir).

Plusieurs fois chaque année, le malade doit garder le lit pendant quelques jours. La fièvre qui existe alors, dit-il, s'accompagne d'un retour du point pleurétique à droite, d'une expectoration plus abondante et d'un gonflement plus marqué des mains, des pieds et des genoux.

La sensation de lourdeur, dont ces parties sont habituellement le siège, augmente alors sans devenir pourtant une véritable douleur.

En raison de l'état particulièrement grave de ce malade, il est décidé de faire une injection de 10 grammes de sérum artificiel chaque jour pendant dix jours.

Au bout de dix jours, il n'est plus fait qu'une injection tous les deux jours.

On complète alors le traitement par l'addition d'un flacon de sérum naturel stérilisé tous les deux jours et des inhalations répétées ; une reconstitution des forces s'opère avec une rapidité étonnante. Le malade peut quitter le lit quelques heures chaque jour et être mis à l'air pendant les belles journées du mois de mars. L'expectoration diminue et aujourd'hui la quantité de crachats est absolument nulle. La toux n'existe plus, et si l'auscultation continue à révéler qu'il y a de ce côté des lésions qui exigent une prudence extrême, le malade se considère et est considéré par son entourage comme radicalement guéri. Il a d'ailleurs repris ses occupations.

OBSERVATION IX

A. B..., âgé de 20 ans, né de parents bien portants, ayant eu l'un et l'autre une attaque de rhumatisme qui n'a laissé aucune trace apparente. Notre malade a eu dans sa jeunesse une santé délicate. Il eut, pendant sa première année, plusieurs accidents entériformes. Depuis il fut atteint, à diverses reprises, d'affections thoraciques, sur lesquelles il nous fut difficile de nous renseigner exactement.

La tuberculose ne semble pas devoir être mise en cause, car

à l'heure actuelle les sommets du malade paraissent absolument sains et, jusqu'à la maladie pour laquelle nous l'avons eu en traitement, il jouissait d'un bon appétit et n'avait pas maigri.

A la suite de chagrins causés par des échecs répétés à un examen, ce jeune homme s'engagea.

Au mois de février dernier, après une marche, il fut pris d'un point de côté violent et envoyé à l'hôpital militaire avec le diagnostic : pneumonie.

Le malade n'eût jamais cependant de crachats striés et ne présenta pas d'autres symptômes qu'une fièvre intense qui dura environ 15 jours.

Il était en convalescence de cette dernière maladie, quand il ressentit un nouveau point de côté; le médecin militaire reconnut une pleurésie avec épanchement.

Quinze jours après, la pleurésie s'étant résorbée en partie et la fièvre étant tombée, le malade obtint un congé de convalescence de trois mois et arriva dans sa famille.

Ces deux maladies successives l'avaient considérablement affaibli, il avait maigri plus que ne paraissait le comporter la durée de sa maladie, malgré les toniques et les amers qui lui avaient été donnés.

Qnand nous le vîmes, nous constatâmes à la base droite un peu de matité et quelques frottements pleuraux, seules traces de sa pleurésie. En même temps le sommet gauche présentait quelques signes de congestion. Trois jours après, ces phénomènes de congestion avaient disparu et les deux sommets paraissaient absolument sains.

Les autres organes examinés attentivement furent trouvés normaux, le rein, en particulier, fonctionnait régulièrement et le malade n'avait aucune trace d'albumine.

Nous nous trouvions donc en présence d'un convalescent consirablement affaibli par trois semaines de pyrexie, et, en présence de l'insuccès évident des traitements habituels, nous nous décidâmes à essayer de l'emploi par la voie stomachale du sérum naturel stérilisé.

Des vomissements nous obligèrent à cesser rapidement ce traitement. Nous fîmes alors absorber le sérum par la voie rectale à raison de un flacon tous les deux jours. Le malade refusa toujours de se soumettre aux injections sous-cutanées de sérum artificiel.

Les urines, examinées à différentes reprises, n'ont jamais montré rien d'anormal.

Au bout d'un mois de traitement l'appétit était revenu presque normal, le malade pouvait faire sans fatigue d'assez longues promenades, et, à partir de ce jour, un retour progressif des forces put être constaté, de sorte que nous crûmes pouvoir cesser le traitement à la fin du deuxième mois, tout en gardant le malade en sérieuse observation.

OBSERVATION X

Mme X..., âgée de 32 ans, faisait, le 27 Février dernier, une fausse couche de cinq mois. Cette dame, de constitution robuste, avait eu précédemment deux enfants venus à terme et dans des conditions normales.

La dernière grossesse n'avait présenté rien d'extraordinaire: au troisième mois, la malade fit une chute dans sa chambre; c'est à partir de cette époque qu'apparurent, dit-elle, les accidents qui aboutirent à la fausse couche.

Elle ressentit, quelques jours après cette chute, une violente douleur, et, en même temps, elle eut des pertes très abondantes. Nous lui conseillons de garder le lit et d'éviter tout mouvement. En même temps, nous prescrivons des lavements laudanisés. Les pertes cédèrent à ce traitement, mais après trois semaines de repos, les métrorrhagies reparurent aussi abondantes qu'au début. Nous reprîmes le traitement mais sans succès, et, deux mois après l'accident, au milieu d'une perte considérable avec caillots volumineux, la malade expulsait un fœtus de cinq mois. Quelques heures après, elle rendait un caillot plus volumineux dans lequel nous reconnûmes des membranes placentaires.

La malade était très affaiblie par ces pertes presques continuelles depuis deux mois. Elle était à ce moment presque exsangue, la peau, et les muqueuses entièrement décolorées, la voix affaiblie; elle était dans un tel état d'affaissement qu'elle ne pouvait lever la tête sans crainte de syncope.

D'abord, injections quotidiennes au sérum artificiel de 10 centimétres cubes. Puis éloignement des injections et emploi du sérum normal stérilisé.

Au bout de quinze jours, la malade peut se lever, les forces paraissent revenir; l'appétit est normal, la peau et les muqueuses ont repris leur couleur habituelle; nous supprimons tout traitement au bout d'un mois.

OBSERVATION XI

Le jeune X..., âgé de 14 ans, fut pris, à l'école, d'un saignement de nez qui ne céda à aucun des moyens ordinaires; quand on vint me chercher en toute hâte, l'enfant perdait déjà du sang depuis une heure et demie.

En présence de l'insuffisance des moyens de traitement employés: affusion d'eau froide, tamponnement antérieur, je me décidai à pratiquer le tamponnement antérieur et postérieur des fosses nasales, en même temps j'administrai au petit malade une demi-seringue de Pravaz d'ergotine; l'hémorrhagie avait cessé quelques instants après.

Il me fut impossible de remonter à la cause de cette épistaxis abondante. Le petit malade n'avait subi aucun traumatisme, il n'avait aucune affection grave, les organes, cœur, poumons, foie, reins paraissaient en bon état.

Quoi qu'il en soit, nous nous trouvions en présence d'un enfant de 14 ans qui avait eu une hémorrhagie très abondante ayant duré deux heures, il présentait l'apparence du plus complet affaiblissement: pâleur du visage, vertiges, somnolences.

Il nous parut tout indiqué d'user du sérum normal stérilisé à raison de un flacon tous les quatre jours.

Le traitement fut complétement cessé au bout de douze jours, parce que l'effet paraissait être produit complétement: forces recouvrées, pouls normal, appétit parfait.

OBSERVATION XII

L. A..., vient nous consulter, parce que, dit-il, il tousse depuis deux ans et s'amaigrit de plus en plus, sans qu'aucune médication ait pu jusqu'ici venir à bout de son affection.

Ce malade est âgé de 58 ans et exerce le métier de passementier. Ses parents se portaient bien et sont parvenus à un âge avancé après avoir donné naissance à treize enfants, dont notre malade est le plus jeune.

Jusqu'à 20 ans, L..., se porta très bien, à ce moment, à la suite d'un bain froid inopiné, le malade étant tombé à l'eau en plein hiver, il fit une maladie de deux ou trois semaines, probablement une pneumonie, car il se souvient d'avoir ressenti un point de côté violent et d'avoir eu des crachats contenant du sang.

Quoi qu'il en soit, cette affection guérit complètement. A 50 ans, c'est-à-dire il y a huit ans, le malade commença à souffrir de douleurs qu'il compare à des brûlures, douleurs ayant leur siège aux cuisses, à la fesse et dans la jambe du côté droit. Cette névralgie sciatique disparut momentanément, après l'application d'un vésicatoire et quelques bains sulfureux. Elle reparut par la suite assez souvent depuis huit ans. Elle fait encore souffrir le malade à l'heure actuelle.

Les douleurs préoccupaient peu le malade, ce qui surtout l'inquiétait, c'était une affection thoracique dont il était atteint depuis deux ans et qui s'aggravait de plus en plus.

La respiration est libre, mais le malade est secoué par une toux qui apparaît à tout moment, aussi bien le jour que la nuit. Souvent il se trouve réveillé au milieu de son sommeil par cette toux quinteuse qui est suivie d'une expectoration abondante. Les crachats qu'il rejette alors sont jaunâtres, aérés, visqueux, parfois un peu hémoptoïques.

Le thorax est globuleux et déformé, la fosse sus-scapulaire droite semble un peu déprimée. Les vibrations thoraciques sont normales, sauf aux sommets, où elles sont affaiblies.

Leurs sommets sont mats en arrière et en avant, sous la clavicule, surtout à droite.

A l'auscultation, on constate en avant, au-dessous de la clavicule à droite, une expiration prolongée et soufflante. Cette expiration prend parfois la forme d'un souffle à timbre musical, analogue à un piaulement.

Plus bas, on constate la même expiration prolongée, sans souffle, mais accompagnée de quelques râles muqueux.

A gauche, la respiration est normale, sauf sous la clavicule.

où l'on trouve quelques râles muqueux après avoir fait tousser le malade.

L'état général est mauvais, pas de fièvre, mais le malade s'affaiblit de plus en plus et a été obligé de cesser tout travail.

L'appétit est presque nul, la langue est blanche, pas de diarrhée.

Le cœur est normal, le pouls un peu dur bat 84 pulsations, l'urine ne contient ni sucre, ni albumine.

Les signes fournis par l'examen du thorax nous avaient d'abord fait penser à la tuberculose des sommets.

L'examen bactériologique des crachats fait à plusieurs reprises a été négatif. Il semble donc que ce malade a été atteint de bronchite chronique avec ectasie des bronches du sommet droit.

Comme son état général s'aggravait de plus en plus, nous décidâmes de lui faire suivre le traitement sérothérapique complet. Injections tous les deux jours de 10 centimètres cubes de sérum artificiel et usage du sérum normal stérilisé. Nous faisons également des inhalations d'aldéhyde formique alternées avec des inhalations d'ozone chargé de vapeurs d'eucalyptol. A la seizième injection, soit au bout d'un mois, nous arrêtons le traitement. A ce moment, le malade avait recouvré ses forces, pouvait marcher presque toute la journée sans fatigue. L'appétit était revenu, et le malade se considérant comme guéri, demandait à reprendre son travail. L'expectoration avait changé de caractère et l'auscultation cependant nous paraissait donner encore des signes inquiétants pour l'avenir.

OBSERVATION XIII

Mme V..., âgée de 58 ans. Rien à signaler dans ses antécédents héréditaires. Ses antécédents personnels sont représentés par sa maladie actuelle. En effet, cette femme se porta bien jusqu'à l'âge de 20 ans. Elle fut réglée à 14 ans et ses règles ne présentèrent rien d'anormal par la suite. Vers 18 ans, elle eut de nombreuses pertes blanches, sans douleurs, en même temps elle devint très nerveuse et très anémique.

C'est vers cette époque qu'elle ressentit les premières crises de la maladie qui nous l'amène. A ce moment, à la suite d'une vive contrariété, elle fut prise d'une crise de nerfs pendant laquelle elle perdit connaissance. Ces crises se sont renouvelées assez souvent depuis, elle ne se produisent que le jour et sont précédées d'une aura caractéristique.

La malade a donné le jour à trois enfants actuellement bien portants.

La menopause est survenue sans accidents, il y a 15 ans, la malade avait alors 43 ans. Les crises nerveuses sont revenues, quoique moins fréquentes, après la menopause.

Depuis quelques années la malade a éprouvé des chagrins de famille qui l'ont beaucoup affectée et depuis lesquels elle est devenue, dit-elle, de plus en plus nerveuse. Il y a trois ans elle ressentit dans les régions latérales du thorax des douleurs très vives qui l'empêchaient de dormir et de vaquer à ses occupations. Ces douleurs, sans caractére fixe. changeaient de place assez rapidement, elles disparaissaient subitement pour reparaître ensuite sans cause apparente.

Actuellement la malade se plaint encore de ces douleurs intercostales.

Elle accuse en outre dans tout le côté gauche un engourdissement et une impuissance des membres inférieurs et supérieurs gauches. Toute la moitié gauche du corps présente de l'hyperesthésie, de plus, la force musculaire de toute cette partie du corps semble diminuée.

Les pupilles sont normales et la face n'est point déformée. Les sphincters fonctionnent normalement et les réflexes sont conservés, peut-être un peu exagérés.

La malade n'a pas d'appétit et se trouve dans un grand état de faiblesse générale. Sans nourrir aucune illusion à l'égard du sérum, comme agent thérapeutique dans l'affection nerveuse évidente dont souffre notre malade, nous instituons le traitement sérothérapique, à titre reconstituant chez cette malade débilitée.

Usage du sérum normal stérilisé à raison d'un flacon tous les trois jours, puis injections tous les 2 jours de 10 centigrammes de sérum artificiel. Les premières injections ne présentèrent rien de spécial à signaler ; à la quatrième, nous constatâmes sur toute la partie gauche du corps une rougeur diffuse, indolore, de teinte rosée dans certains endroits. plus foncée dans d'autres. Le côté droit de la malade ne présentait rien de semblable. Cette rougeur assez intense le jour qui suivit la quatrième injection disparut peu à peu. A la cinquième injection, nouvelle poussée d'érythéme moins prononcée que la première fois. Enfin à la huitième injection tout avait disparu. L'urine de cette malade, examinée tous les deux jours, ne présenta jamais de trace d'albumine. Les injections furent alors cessées mais le traitement interne fut continué.

Au point de vue de son état général, cette malade ressentit une grande amélioration. L'appétit et les forces revinrent rapidement. Quant aux crises nerveuses, elle se produisirent par la suite presque avec la même fréquence, mais avec beaucoup moins de violence.

OBSERVATION XIV

Le 25 Novembre dernier, je visitai chez lui le nommé B. A..., âgé de 32 ans. Sa maladie avait débuté, depuis environ 15 jours par la diarrhée, des insomnies et des maux de tête; il me dit avoir vu du sang dans ses selles.

Le malade ne présentait pas d'autres symptômes qu'un grand abattement, une sorte d'état typhique, avec maux de tête très violents. La température atteignait 40°. La diarrhée des premiers jours persiste, les selles sont noirâtres. Rien du côté du foie ni des poumons.

Le lendemain la diarrhée fait place à la constipation, la température est toujours aussi élevée.

Le 30 Novembre, la température tombe, la constipation persiste, la langue est bonne. Dans l'urine on ne trouve pas d'albumine mais de l'acide urique en quantité notable.

Quelques foyers de râles sont perçus aux deux bases des poumons. Le 3 Décembre, température normale, constipation, anorexie.

Le 4 Décembre, aucun symptôme, si ce n'est un abattement considérable du malade, il est très faible, il refuse les aliments avec une obstination invincible.

Emploi par la voie rectale du sérum normal stérilisé, au début à raison de un flacon par jour, puis de un flacon tous les deux jours. Au bout de dix jours de traitement, le malade, qui n'avait pas absorbé en moyenne un litre de lait par 24 heures, demandait un peu plus fréquemment à boire et on arrivait à lui faire absorber près de deux litres de lait par jour. Au 20me jour, on cessait le sérum par la voie rectale, pour le lui faire prendre par la voie stomachale à raison de un flacon tous les trois jours et de plus trois litres de lait. Au bout d'un mois, il commençait à s'alimenter et à la fin du deuxième mois il reprenait ses occupations. L'état général était alors parfait, l'appétit exellent, le sommeil normal.

OBSERVATION XV

P. L..., âgé de 51 ans. Son père et sa mère sont morts de vieillesse, il a trois frères et sœurs qui tous se portent bien. Sa femme est morte de phtisie, il y a six mois. Il a eu 14 enfants dont sept sont morts de la coqueluche, de la rougeole, des convulsions ou accidentellement.

Étant jeune il a toujours été bien portant. Il n'a cependant pas fait de service militaire, étant exempté comme fils de veuve. Il y a 2 ans il eut sa première maladie. Il entra à l'hôpital Broussais avec un point de côté violent et 40° de température. Il se rappelle avoir été traité par les bains froids. Il sortit guéri de l'hôpital et depuis ce temps il s'est toujours bien porté.

Il y a environ un mois, il commença à tousser ; depuis dix jours il a eu plusieurs épistaxis, la plupart pendant son sommeil. Depuis 8 jours il ressent de la courbature, de la fièvre, de la céphalalgie. En même temps il tousse beaucoup, c'est à ce moment, le 28 Janvier, que ce malade me fait appeler chez lui.

L'aspect extérieur est bon, pas d'amaigrissement, la température s'élève le soir à 39°.

Le lendemain matin, elle atteint 36° 6. Pouls 82 pulsations. La langue est humide, rouge, quelques tâches blanchâtres.

A la percussion, on constate de l'obscurité du son aux deux bases, surtout à droite.

Le murmure respiratoire est faible, la respiration est prolongée et légèrement sifflante. On trouve des râles sonores disséminés dans toute la poitrine et quelques râles crépitants, fins, localisés au-dessus de l'angle inférieur de l'omoplate droite. A ce même niveau, on constate un peu de bronchophonie. La toux est fréquente, quinteuse, spasmodique, très pénible. Les crachats sont peu abondants, visqueux, non hémoptoïques, et la dyspnée est modérée.

Les bruits du cœur sont normaux.

Le malade n'a aucun appétit, le foie est normal, pas de vomissements, diarrhée depuis 4 à 5 jours. Les urines sont limpides, pâles, mousseuses, pas d'albumine. Le malade ne dort pas, il a une céphalalgie violente, il se sent très courbaturé et très fatigué.

J'institue le traitement ordinaire, ventouses, sulfate de quinine, kermès, sirop de codéine.

Le 2 Février, la langue est rouge, encore quelques sueurs, plus de diarrhée, les crachats sont moins fibrineux. Les signes physiques sont les mêmes. Le 4 Février je constate un souffle très léger dans la région de l'omoplate: ventouses scarifiées. Le 8 Février, même état : vésicatoire.

Le 24 Février, l'état général s'est beaucoup amélioré. Le malade est très amaigri depuis le début de sa maladie, il commence à manger mais n'a pas d'appétit. Les signes physiques sont modifiés et l'on perçoit des râles crépitants dans la région de l'omoplate droite.

Le 28 Février, la fièvre est tombée, l'appétit est toujours nul et le malade est très affaibli; nous commençons à ce moment le traitement sérothérapique. Usage du sérum normal stérilisé et injections de 10 centigrammes tous les jours du sérum artificiel. Dès la première injection, le malade fut très agité et la fièvre le reprit.

Néanmoins le traitement fut continué et, à la quatrième injection, l'appétit reparut. A la dixième injection, le malade put se lever, les injections furent alors cessées, mais le sérum normal stérilisé fut continué. Les forces revinrent rapidement et le malade put reprendre ses occupations au bout de six semaines du dernier traitement.

OBSERVATION XVI

K. J..., teinturier, âgé de 47 ans. Antécédents héréditaires: le malade n'en accuse aucun, son père est mort à 74 ans et sa mère à 73. Il a 4 frères et sœurs qui tous se portent bien.

Antécédents personnels: le malade ne se souvient pas avoir eu de maladie grave dans son enfance. Il vécut en province jusqu'à 20 ans et c'est à cet âge qu'il vint travailler comme teinturier à Paris. Il ne fit pas de service militaire, ayant été réformé pour un varicocèle. A 35 ans, il eut un érisypèle pour lequel il fut soigné pendant 15 jours à l'hôpital Necker.

Depuis ce temps, le malade s'est toujours bien porté, quoiqu'il ait ressenti de la céphalalgie fréquemment; ce malaise provient vraisemblablement d'une intoxication professionnelle.

Histoire de la maladie actuelle: En Novembre 1894, il commença à tousser et à cracher, en même temps le côté droit était douloureux, à ce moment, il maigrit considérablement. Il fut en traitement à l'hôpital Cochin pendant 5 mois pour une bronchite " suspecte ", on lui fit prendre de la créosote. Il sortit de l'hôpital au mois de Mai et se remit à travailler.

A ce moment, il était presque bien portant mais peu à peu il recommençait à tousser et à cracher.

Depuis ce temps son état de santé a été s'aggravant. Il y a un mois, le côté droit devint plus douloureux, toutes les nuits, le malade avait des sueurs, parfois il avait de la diarrhée, il lui était impossible de travailler régulièrement, c'est à ce moment qu'il vint me consulter à mon dispensaire.

État actuel : le faciès est très amaigri, ainsi d'ailleurs que tout le corps. La température s'élève le soir entre 38 et 39°. Le matin entre 37 et 38°. A la percussion, matité du sommet droit en avant et en arrière. A l'auscultation, respiration rude au sommet droit, en arrière et à droite au niveau de l'épine dorsale, craquements humides. En avant, foyer de râles circonscrit dans la fosse sous-claviculaire. A gauche la respiration est rude sur toute la hauteur. En arrière et en bas, on perçoit quelques frottements pleuraux.

Le malade n'a pas d'appétit et digère mal, il n'a ni vomissements, ni diarrhée, le foie est augmenté de volume. Les bruits du cœur sont normaux.

Le rein fonctionne normalement, l'urine ne contient pas d'albumine, mais un peu d'acide urique. Le malade a une céphalalgie persistante; la nuit, il a des cauchemars.

Nous commençons le traitement le dix Décembre: Usage du sérum normal stérilisé à raison de un flacon tous les deux jours et inhalations d'aldéhyde formique alternées avec des inhalations d'ozone chargé d'Eucalyptol. Le 14 Décembre, la température revient à la normale. Le 21 Décembre, le malade a bon appétit, les maux de tête le matin sont moins fréquents, sueurs violentes. Le 26, même état des poumons, état général meilleur. Le 4 Janvier, le malade se sent mieux, il marche une partie de la journée. Le 9 Janvier, même état. Le 13 Janvier, nous auscultons attentivement le malade et nous retrouvons à peu près les mêmes signes physiques qu'au début du traitement. Les sueurs ont diminué. Le sommeil et l'appétit sont bons, pas d'albumine dans l'urine. Pendant le mois de Janvier le poids du malade a augmenté de 2 kil. Le traitement est suivi pendant tout le mois de Février. Le malade augmente pendant le mois de près de deux kilos. L'état général est bon, la toux n'existe plus, à peine un peu d'oppression lorsque le malade monte un escalier ou marche rapidement. Le travail va être incessamment repris.

OBSERVATION XVII

J'ai commencé à soigner le nommé K. J..., au mois de Décembre dernier.

Ce malade avait été opéré d'un empyème au mois de Juin précédent à l'hôpital Laennec. Sa maladie remonte au mois de Mai de l'an dernier. Jusque là il s'était à peu près bien porté et n'avait eu qu'une pleurésie, il y a 4 à 5 ans. Cette affection fut d'ailleurs bénigne et disparut en 15 jours.

Sa maladie actuelle débuta par de la toux et des crachats à odeur fétide. Il entra à ce moment à l'hôpital et en sortit 3 mois après, incomplètement guéri. Il se remit au travail, mais bientôt fut forcé de s'aliter et m'envoya chercher à ce moment.

Quand je vis ce malade pour la première fois, je lui trouvai un faciès pâle et amaigri, température 39°, pouls bon, langue bonne.

Le côté droit du thorax montre une cicatrice longue de 12 centimètres, oblique dans la direction de la sixième côte.

A l'auscultation et à la percussion, le côté gauche paraît normal. Le côté droit, au contraire, présente de la matité dans toute la moitié supérieure, en avant et en arrière de ce côté on entend des râles vibrants et de la respiration rude dans toute la hauteur du poumon. De plus, dans la fosse sus-épineuse on perçoit des craquements humides.

L'expectoration est abondante et fétide. Les bruits du cœur sont normaux, les autres organes fonctionnent régulièrement.

L'anorexie est cependant complète. Pas d'albumine dans l'urine.

Traitement expectorant balsamique, comme tonique nous prescrivons les injections de sérum artificiel et l'usage du sérum normal stérilisé. Nous y ajoutons bien entendu les inhalations d'aldéhyde formique en les alternant avec les inhalations d'ozone chargé de vapeurs d'Eucalyptol.

Au bout de 10 jours, les forces paraissent revenir légèrement, l'appétit reparaît. Vingt jours après le début du traitement les crachats sont moins abondants et leur odeur moins fétide.

L'état général est incomparablement meilleur; nous cessons le traitement au bout de deux mois.

A ce moment le malade reprend son travail. La toux a presque complètement disparu; les crachats sont rares et n'ont plus d'odeur.

OBSERVATION XVIII

Mme B..., âgée de 28 ans me fit appeler le 4 janvier dernier.

Cette malade avait accouché 15 jours auparavant. Cette grossesse, qui était sa seconde, n'avait rien d'anormal. Une sage-femme fut appelée au moment de l'accouchement. La malade était en travail depuis huit heures et l'expulsion n'avait pu être faite par la sage-femme. Le médecin de la malade fut appelé et pratiqua l'accouchement au forceps. Les suites furent marquées par des pertes très abondantes qui durèrent 8 jours malgré l'expulsion du placenta. Ces pertes ne cédèrent qu'à des tamponnements répétés.

Sur ces entrefaites le médecin de la famille tomba malade et je fus appelé à donner des soins à l'accouchée.

Quand je la vis, les pertes avaient cessé depuis deux jours, mais la malade se trouvait dans un état d'affaiblissement complet. Décoloration du visage faiblesse, vertiges.

J'instituai immédiatement le traitement sérothérapique. Usage du sérum normal stérilisé et injection de 10 centigrammes de sérum artificiel tous les deux jours. A la 5me injection, les forces commençaient à revenir, le pouls était plus plein et plus vigoureux, le visage se recolorait. A la 10me injection, la malade put se lever une heure dans un fauteuil. L'appétit était revenu. Nous cessons les injections à la 15me, nous continuons l'usage du sérum normal stérilisé. La guérison complète a demandé six semaines.

OBSERVATION XIX

C. E..., âgé de 45 ans. Antécédents héréditaires. Le père de ce malade est mort à 31 ans. Sa mère, ses frères et sœurs se portent bien et n'ont eu, à la connaissance du malade aucune maladie grave.

Antécédents personnels: C. E..., ne se souvient pas avoir eu dans son enfance de maladie sérieuse.

A l'âge adulte, il s'est toujours bien porté. Il vivait à la campagne et n'est à Paris que depuis un an.

Le dimanche, 11 Novembre, le malade ressentit un vif mal de tête, en même temps il eut des coliques et de la diarrhée. Le lendemain il était courbaturé, il eut, dit-il, la fièvre. Des saignements de nez assez abondants apparurent le même jour.

Le malade continue néanmoins à travailler, et ce n'est que le jeudi suivant qu'il vient me consulter à mon dispensaire.

État actuel: le faciès est bon, le malade n'est pas amaigri, il pourrait marcher, bien qu'il se sente un peu affaibli; la température parait assez élevée et le pouls est rapide.

La langue est un peu saburrale, le ventre n'est pas ballonné, mais un peu douloureux au niveau de la fosse iliaque droite. A ce niveau on constate un peu de gargouillement, le malade se plaint toujours de coliques, de diarrhée, la rate est volumineuse. Le malade n'a pas d'appétit, il est un peu abattu et se sent courbaturé.

Je lui fis prendre le lit et lui prescrivis le régime lacté, le lendemain je complétai mon examen et je constatai que la température atteignait 39°2. Pas d'albumine dans les urines, rien au cœur, rien de bien net dans les poumons.

Les symptômes abdominaux persistent, le malade est très affaibli.

Quelques jours après il se fait une défervescence et la température revient peu à peu à la normale. Nous pensons que le malade vient de faire une forme de fièvre typhoïde abortive, simulant l'embarras gastrique. Ce qui nous permet de poser ce diagnostic, c'est l'état d'affaiblissement et la longueur de la convalescence qui suivit cette maladie. En effet, 15 jours après la disparition de la fièvre, le malade n'avait pas la force de marcher; aucun appétit.

Nous instituons alors le traitement par le sérum normal stérilisé et les injections au sérum artificiel.

Au bout de quinze jours l'amélioration est très sensible, l'appétit revenu, les forces recouvrées, le malade se lève et peut se promener plusieurs heures par jour.

Le travail peut être repris un mois après l'institution du traitement.

OBSERVATION XX

Georges F..., âgé de 21 ans. Antécédents héréditaires, néant. Antécédents personnels, fièvre typhoïde, il y a 6 mois. Le malade fut très long à se rétablir de cette maladie.

Maladie actuelle: depuis deux mois le malade s'est aperçu que son ventre était volumineux. En même temps il maigrit et son appétit ne s'est pas rétabli depuis sa fièvre typhoïde. C'est pour ces raisons qu'il vient nous consulter.

État actuel: le malade est pâle et maigre, la langue est bonne, il n'a pas de fièvre.

A l'inspection du ventre on voit que le creux épigastrique est remplacé par une saillie. Les flancs sont arrondis, le ventre est indolore.

A la palpation, on sent de la résistance, l'empâtement de l'abdomen est profond. A la percussion, le foie et la rate paraissent augmentés de volume, l'abdomen semble contenir une certaine quantité de liquide ascitique.

Le malade n'a pas d'appétit, il n'a pas de vomissements, constipation. L'examen du thorax nous montre des signes manifestes d'induration du sommet droit. Traitement: calomel, lait, repos.

Après un mois de ce traitement, l'épanchement ascitique a diminué, le malade n'a toujours pas d'appétit. Il ne peut plus absorber même la viande hachée, son affaiblissement est très prononcé.

Usage du sérum normal stérilisé à raison de un flacon tous les trois jours et injections tous les deux jours de 10 centigrammes de sérum artificiel. Examen de l'urine tous les 4 jours, jamais d'albumine. Au bout de six semaines l'état général s'est considérablement amélioré, les symptômes physiques de la péritonite tuberculeuse sont restés les mêmes. Le malade néanmoins se sent suffisamment fort pour reprendre ses occupations habituelles qu'il a continuées régulièrement depuis.

OBSERVATION XXI

S. P..., âgé de 27 ans, garçon boucher, vint à mon dispensaire le 19 Novembre 1898, parce que, dit-il, il souffre de coliques depuis 15 jours.

Ce malade a déjà eu plusieurs maladies : rougeole à 4 ans, fièvre typhoïde assez grave vers 15 ans ; enfin, ayant fait son service militaire en Afrique, il y contracta des fièvres intermittentes dont il eut plusieurs accès de durée variable.

Depuis 15 jours, il souffre de coliques accompagnées d'un peu de diarrhée ; ces douleurs n'étaient pas très vives, car le malade n'y prêta pas attention. Il y a cinq jours, à la suite d'un repas copieux, il fut pris subitement de coliques plus violentes avec diarrhée abondante. En ce moment il souffre toujours du ventre, surtout au niveau de la fosse iliaque droite. Le ventre n'est ni ballonné ni empâté ; il n'est pas non plus douloureux à la pression, les selles diarrhéiques sont au dire du malade de couleur jaune clair et glaireuses.

La température est de 38°. Le malade qui ne mangeait plus depuis 15 jours, n'a pris aucune nourriture depuis le début de cette colique violente. Il est dans un état d'affaiblissement considérable. Traitement : benzonaphtol et lavements laudanisés, arséniate de soude.

Au bout de 10 jours les selles deviennent meilleures ; les douleurs abdominales ont disparu, mais le malade ne prenant aucune nourriture s'affaiblit de plus en plus.

Usage du sérum normal stérilisé à la dose de un flacon tous les deux jours.

Au bout de dix jours l'état général est presque satisfaisant, l'appétit revient, les forces également et au bout d'un mois de traitement le travail est repris.

OBSERVATION XXII

P. L...., est un vieillard de 73 ans qui me fit appeler pour des accidents brightiques qui l'avaient affaibli d'une façon considerable. Voici d'ailleurs l'histoire de ce malade. Aucune maladie avant son service militaire qu'il fit en Algérie. A son retour en France, notre malade eût plusieurs attaques de fièvre intermittente qui cédèrent assez rapidement et, depuis ce moment, sa santé fut assez bonne. Il y a 3 ans, il eût des phénomènes de congestion pulmonaire à propos desquels son médecin le mit au régime lacté. Depuis ce temps il a toujours toussé et il est toujours oppressé. Il y a deux mois, il s'aperçut que ses mains et son bras droit enflaient. En même temps l'oppression augmentait et ses jambes commençaient à leur tour à enfler.

Il vint alors me consulter.

Son faciès est très fatigué, ses paupières inférieures gonflées. Les mains, les bras, les jambes présentent un œdème mou assez considérable. Le malade urine beaucoup, son urine examinée extemporanément nous présente un précipité d'albumine très abondant. Le pouls est bondissant et, à l'auscultation du cœur, on entend un bruit de galop à la pointe ; à l'auscultation des poumons, on constate de la congestion aux deux bases.

La langue est saburrale. Le malade dit qu'il a bon appétit et qu'il digère bien.

Le malade est soumis au régime lacté, toniques ordinaires : kola, caféine.

Huit jours après le début du traitement, le 28 Février, l'œdème a disparu, l'albumine est toujours en quantité aussi abondante.

Le 8 Mars, l'état général est le même, le bruit de galop a un peu diminué, l'urine est très abondante. Le 25 Mars, l'albumine a diminué (1 gr. 75 au lieu de 3 grammes au début) la céphalalgie a disparu. On commence le régime mixte.

L'état général ne s'améliore pas, le malade est toujours très affaibli.

Le 27 Mars nous commençons l'usage du sérum normal stérilisé ;

l'albumine est dosée ce jour même et l'on trouve que l'urine contient 1 gr. 25 par litre.

Le traitement est continué un mois. A ce moment le malade ne souffre plus et paraît complètement rétabli. L'urine contient moins d'un gramme d'albumine.

OBSERVATION XXIII

Coqueluche légère — Dix-sept quintes par jour — Guérison en douze jours. — R..., 4 ans. La coqueluche date de quinze jours. Elle est venue brusquement sans bronchite préalable. Les quintes sont prolongées, la respiration est sifflante, la face devient noire et des vomissements en sont la terminaison régulière. Nous tenons l'enfant en observation pendant quatre jours. — Puis nous ordonnons chaque jour deux inhalations d'ozone chargé de vapeurs d'eucalyptol et un quart de flacon de sérum naturel stérilisé. Le troisième jour : dix quintes ; le cinquième jour : huit quintes ; le septième jour : quatre quintes ; le neuvième jour : quatre quintes et enfin au douzième jour les quintes disparaissent pour ne plus revenir. Les inhalations ne sont plus faites que tous les deux jours, par prudence, mais le sérum naturel stérilisé est continué comme tonique. L'appétit était progressivement revenu. — Le poids n'avait pas été pris au début de la maladie. Il nous a été impossible de constater s'il y avait eu augmentation.

OBSERVATION XXIV

Coqueluche, 20 quintes par jour — Guérison brusque. — H..., 5 ans. Pas d'antécédents. Père, mère, frères, sœurs, bien portants. La coqueluche paraît avoir été prise dans un square ; les frères et sœurs séparés immédiatement en sont indemnes. Une quinte a lieu en notre présence, lors de notre premier examen. Elle est affreuse, la toux est épouvantablement précipitée, l'enfant cherche un appui partout, la quinte est asphyxiante, la face est violacée, dure plusieurs minutes. La mère nous annonce que dans les 24 heures elle a au moins trente quintes de cette nature. Nous commençons le traitement immédiatement: à l'intérieur,

sérum naturel stérilisé; à l'extérieur, inhalations d'ozone et d'eucalyptol. Nous invitons la mère à noter soigneusement le nombre de
quintes et à nous ramener l'enfant chaque jour. Pendant cinq jours,
le nombre des quintes varie de dix-huit à vingt-deux. Pas d'amélioration, même légère. L'état général ne s'améliore pas. Le sixième
jour, la mère nous apprend que l'enfant a eu pendant la nuit des
vomissements convulsifs, mais que depuis peu aucune quinte n'a
eu lieu. — Le traitement complet est continué pendant trois jours.
— Plus une quinte n'est revenue.

Les inhalations sont cessées mais le sérum naturel stérilisé
est soigneusement continué. La malade est encore d'une grande
faiblesse, mais l'appétit revient et on la sort en voiture. Une dizai-
ne de jours après la cessation des inhalations, la malade peut
marcher. l'appétit et la gaité sont revenus. La guérison complète
n'est qu'une affaire de quelques jours.

OBSERVATION XXV.

Coqueluche de longue durée — Traitement irrégulier. — J...,
8 ans. Enfant très grande, de taille supérieure à son âge, très
amaigrie, toussant de longue date, bronchites à répétition; la mère
dit que les quintes sont si fréquentes qu'elle ne peut en dire le
nombre. L'auscultation nous donne de gros râles mélangés de
râles fins dans toute l'étendue de la poitrine. Le cas nous paraît
d'autant plus grave que l'état général de l'enfant est mauvais. —
Nous instituons le traitement suivant : Un flacon de sérum naturel stérilisé tous les trois jours; une injection tous les deux jours
avec cinq centimètres cube de sérum artificiel; tous les jours une
inhalation prolongée d'ozone chargé d'eucalyptol. Le sérum naturel stérilisé n'est pas supporté; il est régulièrement vomi. — Au
bout de deux jours, nous faisons cesser cette partie du traitement
et nous faisons prendre le sérum par la voie rectale, à raison de
un 1/2 flacon par jour. La malade est tenue en observation rigou-
reuse : Les quintes dépassent cinquante par jour en moyenne. Le
nombre commence à diminuer seulement au dixième jour. La diminution est régulière jusqu'au vingt-deuxième jour où le nombre
est réduit à six quintes. — Les parents considèrent l'enfant
comme guérie tellement l'état général s'est amélioré et cessent

de nous la conduire. Un mois se passe, l'enfant nous est ramenée : les quintes sont redevenues fréquentes, moins fréquentes qu'au début; l'enfant a maigri de nouveau. Nous reprenons le traitement, moins les injections Le sérum naturel stérilisé est, cette fois, admirablement supporté. Le traitement dure six jours; l'amélioration est rapide et paraît devoir être définitive, quand, la raison nous en échappe, l'enfant refuse obstinément tout traitement. Cette obstination dure un mois; la coqueluche repart de plus belle, l'état général s'aggrave jusqu'à l'alitement. On nous appelle auprès de la malade : la faiblesse est telle que nous pensons qu'il est indispensable d'en revenir aux injections de sérum artificiel que nous pratiquons tous les jours pendant cinq jours. — La malade peut alors nous être amenée et les inhalations sont reprises. Le sérum naturel stérilisé avait été de nouveau donné dès le premier jour. Cette fois le traitement est régulièrement et rigoureusement suivi pendant un mois. Les quintes ont alors disparu, l'appétit est revenu, l'état général paraîtrait parfait si l'amaigrissement n'était pas aussi considérable. Tout traitement externe est cessé, seul le sérum naturel stérilisé est continué.

Nous revoyons la malade un mois après; pas de rechûte, appétit général parfait. L'auscultation ne donne rien. Guérison complète.

OBSERVATION XXVI.

R..., 82 ans. — Extrèmement affaibli à la suite d'une attaque de goutte. Ne peut se tenir debout et est condamné à rester dans un fauteuil ou dans son lit. — Nous lui faisons tous les deux jours une injection de dix centimètres cubes de sérum artificiel ; il prend un flacon de sérum naturel stérilisé tous les trois jours. A la sixième injection, l'état général s'est tellement amélioré que des promenades, même longues, lui sont possibles. Tout traitement est cessé. L'amélioration dure deux mois, puis peu à peu l'affaiblissement reparaît et le malade demande de nouveau des injections de sérum artificiel. — Nous instituons le traitement complet. Quatre injections suffisent pour rétablir la vigueur, mais nous conseillons de continuer plusieurs mois l'usage du sérum naturel stérilisé. Un an s'est écoulé actuellement, le sérum naturel stérilisé est pris seulement d'une façon irrégulière depuis longtemps déjà ; la vigueur se maintient au-delà de ce que nous aurions pu espérer.

OBSERVATION XXVII.

B..., 71 ans. A chaque année depuis dix ans une attaque d'influenza. La dernière crise l'a laissé plus affaibli que jamais. La toux a continué quinteuse, le sommeil est seul revenu, l'appétit est resté capricieux. Le malade se sent s'en aller, pour employer une expression sienne. L'auscultation donne un mélange de gros râles et de râles fins. Le cœur ne présente rien d'anormal. Les reins fonctionnent régulièrement. — Une injection de dix centimètres cubes de sérum artificiel tous les deux jours. Un flacon de sérum naturel stérilisé tous les trois jours. — Des vomissements surviennent qui nous font cesser de donner par la voie stomachale le sérum naturel stérilisé, que nous faisons prendre par la voie rectale, à raison de un flacon par jour. Nous nous arrêtons à dix injections. L'état général devient meilleur, sans cependant que les forces soient parfaites. L'appétit et le sommeil sont bons. Plus de vomissements. — Nous faisons prendre sans inconvénient par la voie stomachale le sérum naturel stérilisé qui est bien toléré. — Au bout de deux mois à partir du début du traitement B... peut reprendre ses occupations. Il a organisé lui-même son traitement de la façon suivante : Chaque semaine, il prend un flacon de sérum naturel stérilisé dans l'espace de deux jours et cesse pendant cinq jours tout traitement.

OBSERVATION XXVIII.

L..., 79 ans. — Occupe une situation qui l'oblige à un travail intellectuel permanent. Son intelligence et sa mémoire cessent de lui être fidèles, il peut difficilement travailler. Cet état le préoccupe de telle façon qu'il nous demande de lui-même de recourir aux injections de sérum artificiel dont il a entendu parler. Ses occupations ne lui permettent d'être à notre disposition que d'une façon irrégulière. Nous lui faisons sept injections pendant le premier mois. Il est certainement survenu une amélioration, mais elle est incomplète et nous demandons au malade : 1° de nous mettre plus régulièrement dans la possibilité de lui faire des injections; 2° de prendre du sérum naturel stérilisé. Nous faisons deux injections pendant six jours consécutifs et nous les cessons. — Le sérum naturel stérilisé est continué deux mois. — Il y a huit mois de cela : L..., oublie qu'il a 80 ans, il travaille avec une extrême facilité, sa mémoire et son intelligence n'ont jamais été meilleures.

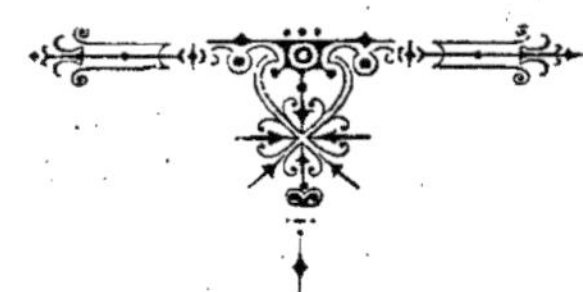

CONCLUSION

Il me semble, sinon sans raison, du moins sans intérêt immédiat, de chercher autre chose que les conclusions pratiques qui découlent de ces observations.

Discuter les raisons d'être de telle ou telle action entraînerait en dehors des limites de cette brochure.

Soumettre des résultats à mes confrères et au public, tel a été mon but; je suis sûr de l'avoir cherché en conscience et avec bonne foi.

J'ai choisi, parmi les centaines d'observations que j'ai personnellement faites, non pas surtout celles qui paraissent venir le mieux à l'appui de mes théories, mais quelques-unes, presque au hasard, de chacune des affections diverses que j'ai eu l'occasion de traiter par ce procédé nouveau.

Et pour répondre à une crainte fort généralisée, j'affirme que l'emploi des injections de sérum artificiel est très peu douloureux et absolument inoffensif et que dans les milliers d'injections faites par moi ou sous ma direction, je n'ai pas constaté un seul accident.

Pour me résumer, je me crois en droit de tirer de mes observations et de mes travaux les conclusions suivantes que je ferai aussi brèves que possible.

Les injections de sérum artificiel stimulent brusquement l'organisme et lui permettent de réagir contre les tendances au collapsus et à l'affaiblissement simple.

L'emploi par la voie stomachale ou en cas d'impossibilité par la voie rectale du sérum naturel stérilisé complète, en le prolongeant et en le maintenant, l'effet produit par les injections.

Et c'est dans ce sens qu'il est permis de dire sans crainte d'être taxé d'exagération que ce traitement atténue les effets de la tuberculose et de toutes les affections débilitantes; arrête dans la plupart des cas nettement la marche de la maladie et que, dans les cas réfractaires, il entrave cette marche sûrement et rapidement.

Pour ce qui regarde spécialement la tuberculose, je crois utile d'entrer dans de courtes mais indispensables explications qui viseront non seulement la tuberculose, mais encore toutes les affections pulmonaires, telles que Athsme, Bronchites, Catarrhes. Coqueluche, etc, etc.

Le caractère débilitant qui est attaché à ces diverses affections est nettement et sûrement combattu par l'emploi simultané ou alternatif du sérum artificiel en injections et du sérum naturel stérilisé. Mais si cela permet à l'organisme de réagir et fait reculer par conséquent et la maladie et ses résultats, cela ne peut suffire. Et il est indispensable pour obtenir ces résultats, de faire l'antisepsie des poumons comme on fait l'antisepsie d'une plaie. Ici, interviennent les inhalations qui se font de deux ordres, les unes d'aldéhyde formique, les autres d'ozone chargé de substances médicamenteuses, les unes irritantes, les autres cicatrisantes. Les inhalations sont un adjuvant précieux, d'abord pour les résultats qu'elles donnent et puis parce qu'elles permettent de laisser de côté tout l'arsenal thérapeutique ancien, si désagréable aux malades, enlevant presque à coup sûr l'appétit et rendant tout traitement insupportable.

Je crois pouvoir affirmer qu'il n'existe actuellement aucun mode de traitement qui produise des effets plus rapides et plus sûrs dans la tuberculose et dans les autres affections pulmonaires, que cette association des sérums et des inhalations judicieusement ordonnée et continuée.

Dans l'athsme, les catarrhes humides, la coqueluche, les inhalations paraissent avoir la part prépondérante dans la guérison et, à moins de débilitation, il est souvent possible, dans ces cas particuliers de se contenter du simple traitement par les inhalations.

Chez les vieillards affaiblis par l'âge, chez les gens surmenés par une vie trop active, chez les adolescents fatigués par le travail ou les excès, les injections de sérum artificiel paraissent au contraire un véritable spécifique. Dès la première injection, l'amélioration est sensible et elle est rapidement complète: ici le sérum naturel stérilisé n'a pas d'autre but et d'autre résultat que d'assurer la durée de l'amélioration ou de la guérison.

Mais pourquoi éterniser ces explications, quand la publication de nos observations est là, qui constitue la meilleure réponse aux critiques comme à la curiosité. La lecture en est peut être ardue, mais elle est sûrement utile à toutes les personnes qui s'intéressent aux choses de la thérapeutique et surtout à celles que la maladie force de s'y intéresser pour leur compte personnel.

J'ai essayé de faire œuvre utile, puissé-je avoir réussi.

Paris. — Typographie VERT Aîné, 8, Rue François-Miron.

Paris. — Typographie VERT Aîné, 8, Rue François-Miron.